T 2655.
19 Z. q.

LE

GUIDE DE LA SANTÉ,

ou

TABLEAUX COMPLETS

DES MALADIES SECRÈTES,

Telles que la *Syphilis*, les *Dartres*, les *Gales anciennes*, les *Fleurs Blanches*, les *Scrophules*, etc. etc., contenant, en outre, les moyens de s'en préserver, de les reconnaître et de les guérir radicalement soi-même, mis à la portée de tout le monde;

Par F. DELARUE,

DOCTEUR ET PROFESSEUR EN MÉDECINE ET DE CHIRURGIE, etc. etc.

TROISIÈME ÉDITION.

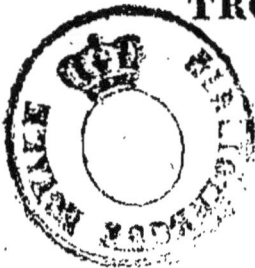

—

PRIX 1 FRANC.

—

A PARIS,

CHEZ L'AUTEUR, RUE VIVIENNE, N° 17;
— DELAUNAY, AU PALAIS-ROYAL.

1833.

Le Public est prévenu que les consultations du docteur DELARUE sont entièrement gratuites, et qu'il reçoit tous les jours, depuis 8 heures du matin jusqu'à midi, et le soir de 4 à 6 heures, rue Vivienne, n° 17, au deuxième sur le devant, l'escalier à droite après la porte cochère. On peut entrer et sortir sans être vu. Il reçoit aussi des Pensionnaires dans sa *Maison hygiénique*, à raison de 150 fr. par mois pour le traitement des maladies indiquées dans cet ouvrage.

PREFACE.

LE succès justement mérité des deux premières éditions de cet ouvrage, nous fait espérer que le Public accueillera tout aussi favorablement cette troisième édition que les précédentes ; et ce dont nous nous sommes efforcé, c'est de dire tout ce qu'il était nécessaire de dire, mais rien de plus, de manière que, sans être médecin, chacun puisse connaître son mal et le guérir avec certitude et à peu de frais.

Pour plus de facilité nous avons divisé notre travail en autant de tableaux que nous traitons de maladies différentes.

LE
GUIDE DE LA SANTÉ.

PREMIER TABLEAU.

DE LA SYPHILIS,

Dᴛᴇ MALADIE VÉNÉRIENNE.

Pour mieux connaître cette terrible maladie, faisons d'abord un exposé succinct des parties génitales externes chez l'homme et chez la femme.

Parties génitales extérieures chez l'homme.

LES organes extérieurs de *la génération*, chez l'homme, sont composés de deux parties bien distinctes; la première est appelée *la verge* ou *membre viril;* la seconde est appelée *les bourses* ou *testicules.*

La première partie, ou la verge, est aussi composée de deux parties, dont l'une est appelée *le corps*, et l'autre *la tête* où *le gland.*

L'extrémité de la verge, ou le gland, a cela de particulier qu'il est ordinairement recouvert par un prolongement de la peau, que l'on appelle *prépuce.* C'est l'ablation de cette membrane qui constitue la circoncision chez les Israélites : de là la raison que les Juifs n'ont point de prépuce.

L'ouverture par laquelle passe l'urine s'appelle *fosse naviculaire.* On nomme *frein de la verge* cette partie du prépuce qui forme un pli au-dessous de la fosse naviculaire lorsque le gland est découvert; ce pli se trouve plus ou moins rapproché de l'ouverture urinaire, et peut quelquefois donner lieu à des accidens qui ne sont pas vénériens, dont nous aurons occasion de parler dans la suite. On nomme *couronne* cette partie bien distincte par un enfoncement qui existe entre le corps de la verge et la racine du gland.

La seconde partie, *les testicules* ou *les bourses*, sont formés par une peau très-extensible dans laquelle se trouve contenue de chaque côté une tumeur du volume d'un œuf de pigeon, dans l'état de santé ordinaire, et plus ou moins sensible au toucher.

On appelle *cordons spermatiques* les liens qui suspendent les testicules dans les bourses. Dans l'état ordinaire de santé, on peut les comprimer assez facilement sans presqu'éprouver de douleur; ce qui n'est pas de même pour le testicule, dont le moindre froissement occasione une sensation si pénible, qu'elle semble anéantir les forces à l'instant même.

Parties génitales externes de la femme.

Les parties génitales externes de la femme, que l'on aperçoit aisément, sans le secours de la dissection et par une simple exploration, sont le pénil (*la motte*), la vulve ou *le pudendum*, les grandes lèvres, la fourchette, la fosse naviculaire, le clitoris, les nymphes ou petites lèvres, le méat urinaire, l'orifice du vagin, et les caroncules myrtiformes.

Le pénil, mont de Vénus, ou *la motte*, est une éminence large qui se voit au bas du ventre, entre les aines, et qui est couverte de poils dans l'âge de la puberté.

L'ouverture longitudinale qui se voit au-dessous, et qui s'étend jusqu'à peu de distance de l'anus, est appelée *vulve* ou *pudendum*.

Les deux replis de la peau qui s'étend de chaque côté de cette ouverture, se nomme *les grandes lèvres*. Elles sont aussi recouvertes de poils sur la surface extérieure, à l'époque de la puberté.

L'endroit où les deux grandes lèvres se réunissent dans leur partie inférieure, proche de l'anus, s'appelle *la fourchette*. Derrière elles se trouve l'enfoncement qui est connu sous le nom de *fosse naviculaire*.

Le clitoris occupe la partie supérieure du *pudendum*. Il se présente sous la forme d'un bouton, de couleur rougeâtre, peu élevé, et à peu près figuré comme le gland qui termine la verge chez l'homme, et il n'en diffère que par son peu de grosseur, et parce qu'il n'est pas percé à son sommet.

La partie du clitoris qui est la plus apparente dans l'ouverture du *pudendum*, est entourée d'un repli membraneux qui lui forme un espèce de prépuce qui donne naissance aux *nymphes* ou *petites lèvres*, qui, figurées comme des crêtes de coq, descendent en s'écartant l'une de l'autre, jusqu'au milieu de la hauteur de l'orifice du vagin. Elles sont lisses et d'une couleur plus ou moins rose dans l'état de santé.

Le méat urinaire est situé entre les petites lèvres, un peu au-dessous du clitoris et très-près de l'ouverture du vagin : c'est une ouverture irrégulièrement arrondie, entourée d'un bourrelet plus ou moins saillant, sur lequel on remarque de petits trous : il est perforé dans son milieu, qui est l'ouverture du canal urinaire de la femme, et dont l'étendue n'excède pas un pouce à un pouce et demi de long.

L'orifice du vagin est placé au-dessous du méat urinaire ; son état et ses dimensions varient suivant les différentes circonstances. Chez les jeunes filles qui n'ont point souffert de violence en cette partie, ou qui n'ont point exercé l'acte vénérien, il est étroit et comme bouché par une membrane dont la forme très-différente se rencontre cependant chez presque tous les sujets.

Chez les femmes mariées, et surtout chez celles qui ont eu des enfans, on trouve, à la place de cette production que l'on appelle *l'hymen*, des tubercules épais, rougeâtres et obtus à leur extrémité ; leur figure se rapproche assez de celle *d'une feuille de myrte*, ce qui est cause du nom de *caroncules myrtiformes* qu'on leur a donné; elles sont ordinairement au nombre de trois à cinq, et quoique leur épaisseur soit assez considérable, on les regarde comme les restes de l'hymen. Il faut surtout bien se garder de les confondre avec des excroissances *vénériennes* dont ces parties sont quelquefois le siége.

De la Syphilis, dite Maladie vénérienne.

Le raisonnement et l'étalage de l'érudition sont ici superflus pour démontrer ce qui est su de tout le monde, que la maladie vénérienne est un des fléaux les plus pernicieux à l'espèce humaine, puisqu'elle l'attaque dans sa création; et sans nous arrêter aux maladies sans nombre que souvent elle complique et que plus souvent encore elle rend incurables, fixons d'abord notre attention sur son origine, puisque c'est à son origine qu'elle cède presque toujours aux moyens que l'expérience a démontré infaillibles pour la guérir. Si nos lecteurs peuvent bien se pénétrer de cette grande vérité, j'ose espérer qu'ils trouveront dans mon ouvrage les moyens de se soigner eux-mêmes de cette terrible maladie, et je n'ai pas besoin de leur prouver qu'ils y sont fortement intéressés sous tous les rapports.

Lorsque la syphilis est ancienne, ou qu'elle se trouve compliquée avec quelques symptômes un peu graves et qui demandent des connaissances plus étendues pour la guérir, c'est alors que les moyens curatifs doivent être modifiés par le médecin, selon l'ancienneté de la maladie, l'àge et le sexe de la personne qui en est affectée, et enfin selon la gravité des accidens survenus. Par-là le malade ne sera jamais trompé dans son espérance; sa guérison sera toujours sûre, par cela même qu'il aura été dirigé par un homme habile dont la réputation de probité ne saurait déroger à son honorable caractère; et pour ne rien dire de plus, sa guérison sera complète.

Voyons d'abord les accidens syphilitiques dont la guérison peut être à la portée de tout le monde; nous verrons ensuite quels sont les moyens curatifs propres à les combattre.

Tous les médecins reconnaissent aujourd'hui que la plus petite portion de virus syphilitique suffit pour en répandre dans tout le corps l'infection. Mais lorsque le virus a été appliqué sur le

corps humain il lui faut un certain inter-
valle de temps pour produire la maladie qui constitue la syphilis. Et comme
il existe des maladies des organes de la
génération qui simulent les symptômes
syphilitiques, sans cependant être le résultat de cette maladie, je m'appliquerai
particulièrement à les bien faire reconnaître, afin d'éviter l'erreur que l'on
pourrait commettre en pareille circonstance, erreur fâcheuse, erreur toujours
funeste.

De la Blénorragie en général, dite Gonorrhée ou Chaudepisse.

La blénorragie étant la plus commune
des maladies vénériennes, doit naturellement aussi nous occuper la première.

Tout virus, ou corps irritant appliqué sur l'urètre de l'homme, y produit

nécessairement, selon les lois constantes
de l'économie animale, une irritation
suivie d'inflammation, et par conséquent
une sécrétion plus abondante de mucus,
ou, pour me servir d'un langage plus
familier à mes lecteurs, *un écoulement.*
C'est aussi par les mêmes raisons qu'un
grain de sable ou tout autre corps étran-
ger tombé dans l'œil, y produit le lar-
moiement, ou, ce qui est la même chose,
une sécrétion plus abondante de larmes,
un *écoulement* de larmes. De même encore, un virus ou une matière âcre quel-
conque appliquée sur cet organe, y
détermine les mêmes phénomènes que
sur le canal de l'urètre. Aussi est-il bien
démontré aujourd'hui qu'il peut exister
des écoulemens vénériens par les yeux.

Il est donc facile de concevoir, par
ce que je viens de dire, qu'il peut y avoir

différentes espèces d'écoulemens ; que
les uns, produits par le virus *vénérien*,
réclament des moyens conformes à la
nature de ce mal, tandis que d'autres,
produits par des causes toutes différentes, doivent céder à un traitement
particulier. Il ne me sera pas difficile de
convaincre le lecteur de cette vérité im-
portante, et de le mettre à même d'employer avec toute sûreté les remèdes
qui conviennent dans l'un et l'autre cas.
C'est ce que je vais faire dans les cha-
pitres suivans.

De la *Blénorragie vénérienne chez l'homme.*

Par blénorragie vénérienne, on doit
entendre un écoulement d'une matière
puriforme, par le canal de l'urètre, ou
par l'ouverture du prépuce lorsque celui-

ci dépasse la fosse naviculaire chez l'homme, accompagné de cuisson, de douleur piquante et brûlante pendant le passage de l'urine; souvent même la personne affectée éprouve fréquemment le besoin d'uriner, ce qui augmente encore les douleurs. L'écoulement puriforme est contagieux. Voici du reste quelle est la marche de cette maladie:

Deux, trois, cinq, six, huit jours, rarement plus tard, après un contact *vénérien*, surviennent les symptômes suivans: le malade éprouve au bout de la verge, et particulièrement vers le frein du prépuce, une sensation particulière et désagréable, quelquefois une légère démangeaison qui dure un ou deux jours, le plus souvent sans suintement; les jours suivans la fosse naviculaire et l'extrémité du frein deviennent rouges, se gonflent, et il sort de l'ouverture de l'urètre une matière limpide d'un jaune clair et tachant le linge. Pendant la durée de cette espèce d'écoulement, le passage de l'urine devient de plus en plus pénible et douloureux, et laisse après lui une impression brûlante et aiguë sur l'endroit affecté. Quelques individus cependant n'éprouvent pas ces premiers symptômes, qui se trouvent remplacés par un écoulement d'une matière muqueuse épaisse, et dès-lors ces malades sentent dès le commencement une cuisson brûlante et douloureuse en urinant. Presque toujours ces symptômes augmentent en peu de temps; d'autres fois, mais bien rarement, ils ne s'accroissent que du dixième au douzième jour; le gland prend alors une couleur rouge foncée et livide, et l'écoulement ne tarde pas à devenir plus abondant; la matière est d'une couleur jaune, même jaune verdâtre qui tache fortement le linge; quelquefois le gland et toute la verge se gonflent avec douleur, les envies d'uriner se font souvent sentir, des érections fréquentes, involontaires, surtout pendant la nuit, lorsque le malade reste couché sur le dos, troublent son sommeil et le forcent souvent de se lever pour apaiser les douleurs qu'elles lui font éprouver.

Tel est le cours le plus ordinaire d'un écoulement *vénérien*, lorsque l'inflammation est bénigne et superficielle; mais comme l'expérience confirme que plutôt on applique les moyens convenables, plutôt le malade est guéri, moins il souffre et plus certainement il évite les accidens funestes que l'on voit si souvent être la suite de cette maladie; dès les premiers symptômes de la blénorragie, le malade s'abstiendra de liqueurs, café, etc. etc., ne mangera ni de ragoûts, ni de salades; il observera particulièrement un régime végétal; il pourra manger sans crainte des légumes en herbes, tels qu'épinards, oseille, etc.; il mangera aussi des viandes bouillies ou rôties; s'il est d'un tempérament fort et robuste, il ne boira que de l'eau pure dans ses repas pendant les premiers jours de la maladie: si, au contraire, il est d'un tempérament faible et cacochyme, il devra boire de l'eau rougie et même un peu de vin pur sur la fin de son traitement. Le malade évitera les fatigues corporelles et surtout l'exercice du cheval; si cependant il y était obligé d'une manière indispensable, il faudrait que, de toute nécessité, il prît un suspensoir, qui, dans tous les cas, est toujours une sage précaution pour éviter les accidens qui pourraient survenir, et l'on fera toujours bien d'en avoir un dès le commencement de l'écoulement (1). Comme il est très-nécessaire de préserver la verge des impressions du froid, je conseille pareillement au malade de faire un petit sachet en linge, à peu près de la longueur de la verge, dans lequel on met de la charpie, que l'on aura soin de renouveler assez souvent pour que la matière de l'écoulement dont elle sera imbibée n'engendre pas la malpropreté. Deux petits cordons à la base du sachet serviront à le fixer à

(1) On trouve des suspensoirs bien confectionnés, depuis 1 fr. jusqu'à 2 fr. chez l'auteur de cet ouvrage.

la ceinture du suspensoir. Si l'on veut, on pourra le perforer à sa pointe pour pouvoir uriner ou changer la charpie mouillée, sans rien déranger à l'appareil.

Une fois ces précautions prises, le malade boira à sa volonté de l'eau sucrée, du syrop d'orgeat étendu d'eau.

Afin de calmer plus promptement les douleurs de la verge pendant l'émission de l'urine, le malade fera très-bien de prendre soir et matin et même une ou deux fois pendant la journée, pendant tout le temps de la période douloureuse, des bains de guimauve ou simplement d'eau tiède, dans laquelle il baignera sa verge pendant une dixaine de minutes à chaque fois, avec la précaution de bien l'essuyer après, afin d'éviter le refroidissement qui ne manquerait pas de survenir.

Traitement.

Il est aussi simple que sûr, facile et prompt.

Il suffit de prendre trois fois par jour un paquet de poudre préparée au cubèbe ; chaque paquet doit être délayé dans un verre d'eau, et être pris une heure avant les repas ou trois heures après avoir mangé. Tous les six jours le malade doit se purger avec une once de poudre fondante de Sedlitz, prise le matin à jeun dans trois verres d'eau, de vingt minutes en vingt minutes ; souvent la maladie se trouve guérie dans cinq à six jours, et alors une seule dose suffit ; dans le cas contraire, on continue de même, pour arriver à une guérison certaine, ce qui ne dépasse jamais quinze à vingt jours, à moins qu'il n'y ait complication avec une autre maladie.

Le malade s'apercevra qu'il est très-proche de sa guérison lorsque son écoulement, moins abondant, sera blanc et filant sous les doigts, et que les taches du linge cesseront d'être jaunes et deviendront presque blanches. Dès-lors, sans commettre d'écart dans son régime, il pourra boire du vin avec de l'eau, ou même médiocrement du vin pur, s'il est d'un faible tempérament. Il pourra aussi être un peu moins réservé sur le choix de sa nourriture, qu'il ramènera insensiblement à son habitude ordinaire, pourvu toutefois qu'il ne soit pas intempérant; car alors la maladie serait retardée dans sa guérison, qui ne peut jamais être regardée complète tant qu'il existe un écoulement, quelque peu abondant et quelque blanc et filant qu'il soit.

Lorsque la maladie se prolonge plus de 12 à 15 jours, même traitement. Mais comme cette circonstance indique qu'il y a nécessairement complication, il faut alors ajouter au traitement l'usage des dépuratifs énergiques, qui consistent à prendre matin et soir, pendant un mois, une à deux cuillerées de l'essence dépurative, préparée selon notre ordonnance.

Lorsque l'écoulement est rebelle à tous ces moyens et qu'il n'existe plus qu'un faible suintement, le malade fera, sans plus tarder, soir et matin, et deux ou trois fois dans la journée, des injections avec un peu de gros vin qu'il fera tiédir, après y avoir fait dissoudre un peu de miel, et les continuera pendant quatre à cinq jours. Si enfin cette

espèce d'injection n'était pas suffisante ,
le malade se purgera deux jours de suite
avec une once de sel de Sedlitz , qu'il
fera dissoudre chaque fois dans deux
verres d'eau à prendre à deux heures
d'intervalles ; mais il ne pourra déjeûner
qu'une heure après avoir tout pris.

Si après les deux jours de purgation,
il existe encore un petit suintement, ce
qui n'arrive que très-rarement, c'est
alors qu'une injection faite soir et matin,
pendant encore deux autres jours, avec
la dissolution suivante, ne manque jamais
de l'arrêter entièrement :

Eau distillée, quatre onces.
Sel ammoniac, six grains.
Sublimé , six grains.
Pour s'en servir à froid.

Tel est le traitement que l'expérience

a démontré le plus efficace pour la guérison de la blénorragie chez l'homme, lorsqu'elle est bénigne et qu'elle suit le cours ordinaire que je viens de décrire. D'après ce, toute personne qui le voudra sérieusement, sera à même de se guérir.

Nous allons examiner maintenant les différentes complications de la blénorragie vénérienne, afin de déterminer celles que le malade peut guérir lui-même sans les conseils d'un médecin, et celles pour lesquelles il ne saurait se livrer à ses propres connaissances sans s'exposer aux mêmes dangers qu'il encourrait infailliblement en confiant sa santé à des charlatans : en premier lieu, parce que le défaut de savoir l'exposerait à s'égarer; et en second lieu, parce que des charlatans dépourvus de connaissances, n'agissant qu'au hasard, administrent leurs remèdes comme tels, et guérissent de la même manière.

De tout ce que je viens de dire, il restera donc bien démontré que les signes d'une blénorragie simple seront toujours facile à reconnaître; que les moyens d'y remédier sont à la portée de tout le monde; que l'on pourra se les procurer facilement et à peu de frais, et enfin que chacun reconnaissant ses véritables intérêts, évitera les piéges tendus à sa crédulité.

Des différentes complications de la blénorragie chez l'homme.

1°. La blénorragie peut se compliquer avec des symptômes qui sont dépendans de la blénorragie elle-même, ou de symptômes qui appartiennent à la *syphilis*

3.

proprement dite ou bien à une autre maladie.

Du Phimosis.

Lorsque la blénorragie est compliquée
du resserrement considérable du gland
par le prépuce, avec sentiment douloureux, et que le gland ne peut plus être
découvert, on appelle alors cet état maladif, *phimosis avec blénorragie*. Cette
circonstance nécessite indispensable-
ment les conseils d'un médecin ou d'un
chirurgien.

Du Paraphimosis.

Cet état se reconnaît lorsque le prépuce se trouve retiré derrière le gland,
et qu'il exerce à sa racine un resserrement considérable, avec impossibilité de
la part du malade de le ramener sur le

gland. Dans le *paraphimosis* avec écoulement, le malade ne doit pas non plus se confier à ses propres lumières, car il ne saurait trop tôt réclamer les secours de l'art, afin d'éviter les accidens graves et fâcheux qui ne manqueraient pas de survenir, même très-promptement, tels que la gangrène d'une partie de la verge.

Chaudepisse cordée.

Si la blénorragie est accompagnée d'une difficulté considérable d'uriner, si l'érection très-douloureuse ne s'opère qu'en ramenant le corps de la verge vers les bourses, au lieu de l'en éloigner, et si le canal de l'urine forme une corde tendue, elle prend alors le nom de *chaudepisse cordée* : mais cette accident, qui n'est que le résultat d'une forte irritation sur le canal, qui se trouve dans un état d'inflammation, ne nécessite aucun autre soin particulier que celui de la blénorragie simple. Cependant, le malade redoublera de précautions pour se garantir des accidens qui pourraient survenir; il évitera de marcher, il aura soin de tremper sa verge, plusieurs fois dans la journée, dans une décoction tiède de racine de guimauve et de têtes de pavots; il fera des fomentations tièdes sur toute la verge; il aura la précaution de toujours bien l'essuyer après, avec un linge chaud et fin : quand même il serait d'une faible constitution, il évitera aussi de boire du vin et toute espèce de liqueurs et de café; il gardera le repos le plus qu'il pourra; il boira avec abondance de la tisane de chiendent et de réglisse, tout en suivant le traitement principal; mais il continuera de s'observer jusqu'après la cessation des plus fortes douleurs ; sitôt leur diminution, il prendra matin et soir une cuillerée à bouche d'essence dépurative, dans demi-verre d'eau; il en continuera l'usage pendant un mois, sans discontinuer le traitement général de la blénorragie tel qu'il a été prescrit, jusqu'à ce que tous ces symptômes aient entièrement disparu.

Chaudepisse tombée dans les bourses.

Si la blénorragie est compliquée, par suite d'imprudences du malade, du gonflement de l'un ou des deux testicules (ce qui cependant n'arrive que très-rarement), on appelle alors cet accident, soit que l'écoulement par la verge continue d'avoir lieu, ou bien qu'il soit entièrement supprimé (ce qui est le plus ordinaire), *blénorragie tombée dans les bourses,* ou *gonflement vénérien du testicule*. Cette complication de la maladie est très-dou-loureuse, car le malade a presque tou-jours de la fièvre; il ne peut faire au-cun mouvement sans souffrir beaucoup; ses bourses, en un ou deux jours, ont acquis le quintuple de leur volume ordi-naire, et souvent même davantage. C'est encore ici que la présence de son méde-cin est indispensable; le malade ne peut presque ou point marcher, et son état exige les soins les plus prompts et les plus efficaces.

Poulin ou *Bubon*.

Si la blénorragie se trouve compliquée d'un gonflement au pli de la cuisse, on l'appelle *bubon inguinal*, ou *poulin*; le malade devra redoubler de précautions comme dans la blénorragie cordée; il ob-

servera le repos et appliquera sur la tumeur douloureuse un cataplasme fait
avec la farine de graine de lin et une décoction de têtes de pavots; il aura soin de
le renouveler toutes les quatre ou cinq
heures; deux ou trois jours suffiront le
plus souvent pour calmer la douleur et
faire disparaître la grosseur; mais dans
tous les cas, quelle que soit la réussite
de ces moyens, le malade peut toujours
les employer sans crainte. Si après trois
à quatre jours révolus, la douleur exis-
tait encore sans changement dans le volume de la tumeur, il ne doit pas différer
davantage de consulter un médecin, qui,
après avoir examiné attentivement la
cause de la maladie, ne manquera jamais
d'indiquer les remèdes les plus convenables.

Ici se terminent les complications de

la blénorragie ou gonorrhée simple chez l'homme, considérée avec les différens accidens qui peuvent survenir pendant sa marche ordinaire, accidens qui ne sont, à proprement parler, que des symptômes de la même affection. Voyons maintenant ses différentes complications, soit avec la syphilis elle-même, soit avec d'autres maladies.

Gonorrhée compliquée de Syphilis (vérole).

La complication de la blénorragie chez l'homme avec la syphilis se connaît par les signes suivans : outre les symptômes qui appartiennent exclusivement à la première de ces maladies, symptômes dont nous avons déjà parlé, on remarque ceux-ci : ulcères ou chancres sur la tête du gland, à sa base, sur la surface extérieure ou intérieure du prépuce, au frein

ou filet du gland, sur la verge elle-même, etc. Lorsque du reste l'écoulement est
benin, et que les symptômes de syphilis
existent de la manière que je viens de les
indiquer, le malade pourra toujours se
soigner lui-même avec succès, en faisant
coïncider le traitement prescrit pour la
blénorragie avec celui que j'indiquerai
pour la syphilis commençante, lorsque
j'aurai fait le tableau de cette maladie.

Complication de la Gonorrhée avec d'autres Maladies non vénériennes.

La blénorragie, chez l'homme, peut
encore être compliquée avec d'autres
infirmités ou maladies qui ne sont pas
de nature vénérienne, et pour la guérison desquelles le malade a besoin plus
que jamais des soins éclairés d'un médecin instruit. Par exemple, lorsqu'à la

suite d'un coït impur, un homme dont le canal de l'urine est très-étroit, soit par suite de plusieurs blénorragies antérieures, soit par suite d'engorgement à la glande du col de la vessie, soit par toute autre cause accidentelle ou naturelle, s'il lui survient une suppression d'urine, certainement ici, la maladie la plus difficile à guérir ne sera pas l'écoulement nouveau, dont les symptômes ne sont principalement à craindre que parce qu'ils sont compliqués d'une affection antérieure plus grave, pour laquelle le malade ne saurait trop tôt réclamer les soins des plus habiles chirurgiens ou médecins. Ce que je dis ici par rapport au rétrécissement du canal de l'urètre, (*urinaire*) trouvera encore dans un moment une nouvelle application, lorsque je parlerai des écoulemens non véné-

riens. Mais avant d'en venir à ce sujet,
qui constitue une partie des maladies des
voies de l'appareil urinaire, maladies qui
ne sont pas dans les bornes que je me
suis prescrites, et dont l'énumération de
quelques-unes ne trouvera place ici
qu'afin de prévenir ceux qui me liront
qu'il peut exister des écoulemens dépendans d'une autre cause que celle d'un
coït impur, je m'en vais d'abord parler
des métastases blénorragiques.

Métastases de la Blénorragie.

J'entends par métastase ce qu'il arrive, lorsque, pendant un écoulement
plus ou moins adondant, à la suite d'im-
prudence de la part du malade, ou par
toute autre cause, cet écoulement venant
à se supprimer en totalité ou en partie,
il survient une ophtalmie, ou inflamma-

tion des yeux avec des douleurs plus ou moins fortes, accompagnées d'une suppuration verdâtre tachant le linge de la même manière que l'écoulement *blénorragique*. Cette métastase peut encore avoir lieu par la malpropreté du malade, qui, après avoir touché la partie infectée de virus, viendrait ensuite se frotter les yeux avec ses doigts avant de les avoir lavés.

Il est donc très-essentiel que tous ceux qui ont des écoulemens vénériens redoublent d'attention, de propreté, s'ils veulent éviter de porter ailleurs un écoulement qui, par sa nature et par le genre des organes affectés, pourrait résister pendant long-tems aux secours de l'art, et développer des accidens fâcheux.

Chaudepisse bâtarde.

Ajoutons encore à ce que je viens de dire sur les différentes complications de la blénorragie chez l'homme, cet état dans lequel la suppuration ou l'écoulement, au lieu de se faire par le canal de l'urine, n'a lieu que par la membrane interne du prépuce, ou par la couronne du gland. Cette espèce d'écoulement, que quelques médecins ont appelé avec juste raison *blénorragie bâtarde*, est très-rare, et ordinairement de peu de durée ; cependant on en a vu quelques-unes qui ont résisté, même assez long-tems, aux remèdes généraux, et pour la guérison desquelles on a été obligé d'employer un traitement rationel bien combiné.

Mais on doit aussi convenir que cette

4.

maladie n'est le plus souvent que le résultat de la malpropreté, chez les hommes dont le prépuce, fortement resserré sur le gland, ne se découvre que difficilement, parce qu'alors il se forme, entre le gland et le prépuce, un amas de matières âcres, qui, en déterminant une vive irritation sur ces parties, doit nécessairement en augmenter la sécrétion, et par conséquent déterminer un écoulement puriforme qui tachera le linge en jaune-verdâtre, comme dans la blénorragie par contact vénérien.

Lorsque le malade qui éprouve un écoulement de cette nature n'a communiqué avec aucune femme, la propreté, quelques bains généraux, quelques injections avec une décoction de guimauve et de têtes de pavots entre le prépuce et le gland, et continuées pendant quelques jours, suffiront pour faire disparaître tous les symptômes.

Quelquefois aussi, chez les personnes affectées de *phimosis*, la présence des chancres, soit sur la face interne du prépuce, soit sur le gland lui-même, détermine une suppuration dont nous aurons occasion de parler lorsque nous traiterons de la syphilis ou vérole.

Si l'écoulement entre le prépuce et le gland est de nature blénorragique, ce que l'on a lieu de penser lorsqu'il ne cède pas dans trois ou quatre jours aux moyens déjà indiqués, le malade se mettra à l'usage du traitement et du régime prescrits pour la blénorragie du canal urinaire (1).

(1) Tous les écoulemens qui ne surviennent pas après un contact vénérien, pouvant tenir à des causes toutes différentes, doivent être confiés aux soins du médecin.

De la Blénorragie ou *Chaudepisse chez la femme. Des moyens de la reconnaître et de la guérir.*

La blénorragie chez la femme a son siége dans le vagin, et particulièrement dans la membrane qui avoisine son orifice et recouvre les petites lèvres, le clioris et le méat urinaire ; elle se déclare ordinairement de deux à huit jours, après une cohabitation avec un homme infecté. Elle commence par une démangeaison plus ou moins forte à la face interne des grandes lèvres, qui se propage bientôt vers la commissure des petites lèvres et au clitoris ; dès le deuxième ou troisième jour de l'apparition de ces symptômes, la démangeaison cesse ; elle est remplacée par une douleur plus ou moins vive, qui se trouve encore augmentée par le passage de l'urine. Dès-lors ces parties, plus enflammées et d'un rouge plus foncé, commencent à fournir une suppuration limpide d'un jaune verdâtre qui tache le linge de cette couleur. Les symptômes augmentent bientôt d'intensité; deux ou trois jours plus tard, l'émission de l'urine est encore plus douloureuse; les grandes et les petites lèvres, le clitoris et le méat urinaire, sont souvent très-enflammés; la malade ne peut s'asseoir sans éprouver une pesanteur douloureuse; l'écoulement devient encore plus abondant, le linge est plus fortement taché en vert : cet état dure plus ou moins long-tems, et pourrait continuer bien davantage, si l'art ne venait promptement combattre une maladie qui, moins douloureuse chez la femme que chez l'homme, ne laisserait pas cependant que de devenir très-fâcheuse.

Traitement.

Telle est la marche ordinaire de la blénorragie contagieuse ou vénérienne chez la femme; voyons maintenant les moyens à employer pour arriver à sa guérison. Comme ils sont absolument les mêmes que pour l'homme, je renvoie au traitement déjà indiqué, toutefois avec cette précaution, que la femme, lorsque les symptômes inflammatoires auront presque cessé, devra faire usage, pendant au moins quinze jours, de l'essence dépurative, à la dose d'une cuillerée à bouche soir et matin dans demi-verre d'eau.

J'observerai en outre que, lorsque l'écoulement sera devenu moins abondant, plus visqueux et d'une couleur blanche, et que la douleur ou cuisson en urinant aura entièrement disparu, la malade devra faire alors, trois fois par jour, les injections suivantes, qui contribueront beaucoup à accélérer sa guérison :

Faites infuser une forte pincée d'anis étoilés dans une demi-pinte d'eau bouillante ; ajoutez-y ensuite vin rouge de Roussillon un verre, pour s'en servir de la manière prescrite.

Si dans le commencement de la maladie, l'inflammation est très-considérable, quelques bains à une douce température, des injections avec la décoction de guimauve et de têtes de pavots, renouvelées plusieurs fois pendant la journée, et toujours à une douce chaleur, calmeront très-promptement tous ces accidens fàcheux ; et la malade, moins souffrante, attendra avec plus de patience le terme de sa guérison.

La complication de la blénorragie chez la femme, avec un gonflement à l'aine appelé aussi *bubon*, cédera au repos, à l'application de cataplasmes émolliens sur la partie souffrante, et renouvelés trois fois par jour, sans discontinuer le traitement convenable. Si, malgré ces précautions, la tumeur, loin de diminuer, augmentait encore, il faudrait nécessairement avoir recours à un médecin, qui, en dirigeant le traitement selon les circonstances, éviterait à la malade les dangers que cette complication pourrait lui faire courir.

Si la blénorragie se trouve compliquée avec un abcès, soit dans le vagin, soit à l'une des grandes ou petites lèvres, ce qui se reconnaîtra facilement par la douleur locale qui l'aura précédée, par le sentiment de pesanteur et le gonflement circonscrit dont la malade s'apercevra, la présence d'un chirurgien devient de toute nécessité, soit pour en faire l'ouverture, s'il la juge nécessaire; soit pour indiquer les remèdes pour la résoudre, remèdes qui sont toujours subordonnés aux circonstances.

L'écoulement est-il accompagné de chancres, de poireaux, etc. s'il n'est pas très-abondant, et que la malade ne souffre pas par trop, elle suivra le régmie et le traitement pour la blénorragie ordinaire, qu'elle fera coïncider avec celui que nous indiquerons pour la syphilis commençante, ce dont nous nous occuperons lorsque nous parlerons de cette drrnière maladie.

Toutefois , il ne faut pas confondre la maladie que nous venons de décrire avec cet écoulement blanchâtre qui est presque toujours le résultat de la défloraison chez les jeunes filles , et dont les symptômes pourraient en imposer, par leur similitude, avec ceux de la blénorragie , avec cette différence cependant, que l'écoulement est moins abondant, moins verdâtre , et qu'il cesse, ainsi que les douleurs, au bout de quelques jours.

Les mêmes accidens peuvent aussi survenir lorsqu'une femme trop voluptueuse s'est fatiguée avec un homme dont les organes, disproportionnés avec les siens, lui ont fait éprouver une espèce de seconde défloraison ; mais, je le répète, ces accidens sont de peu de durée, et par conséquent très-faciles à distinguer d'avec ceux de la blénorragie

vénérienne. Il en est de même de la
cuisson et de la douleur en urinant
qu'éprouvent assez souvent l'un et l'autre sexe, après avoir pris des boissons
diurétiques avec trop d'abondance.

Fleurs blanches non vénériennes.

Les fleurs blanches, chez les femmes, pourraient en imposer quelquefois
pour un écoulement vénérien, par rapport à l'abondance et à la couleur de l'é-
coulement; mais on ne pourra jamais s'y
tromper, pour peu que l'on fasse attention à la marche ordinaire de la blénorragie. Dans les fleurs blanches, la malade
n'éprouve ni cuisson, ni douleur en urinant, lorsqu'elles commencent à paraître,
ce qui est cependant un signe qui carac-
térise l'écoulement blénorragique chez
les femmes. Il est facile de guérir tou-

jours sûrement les fleurs blanches par le moyen de l'essence dépurative, en la prenant pure, à la dose de trois à quatre cuillerées par jour.

Je termine ici ce que j'avais à dire sur la blénorragie en général et en particulier, chez l'homme et chez la femme; je crois avoir mis le lecteur, selon le but que je m'étais proposé, dans la possibilité de reconnaître cette maladie lorsqu'elle est simple et commençante: je crois aussi lui avoir donné les connaissances nécessaires pour se guérir lui-même et à peu de frais.

De la Syphilis, proprement dite, ou Maladie vénérienne.

La *syphilis* est un des plus grands maux de l'espèce humaine : négligée, elle détruit les solides, qu'elle dévore, et porte la mort dans les liquides, qu'elle dénature en les viciant; mal soignée elle semble disparaître un moment, et ne donner de l'espoir au malade qu'afin de reparaître ensuite accompagnée de la torche dévorante de la douleur, des infirmités, des errosions et excroissances de toute espèce, pour se terminer ensuite par une mort affreuse, que des remèdes sagement administrés pouvaient seuls prévenir. Mais autant cette maladie, lorsqu'elle est ancienne ou mal soignée, est difficile à guérir, autant elle cède facilement aux moyens simples employés dès les premiers momens de son apparition, s'ils sont secondés du régime que nous indiquerons, selon les âges, les sexes et tempéramens.

Et d'abord, je vais m'attacher particulièrement à bien faire connaître les symptômes de cette maladie, dans l'un et l'autre sexe, afin de mettre le lecteur en garde contre quelques indispositions passagères qui pourraient lui donner des inquiétudes mal fondées, et l'exposer à s'administrer des remèdes que ne réclamerait pas sa santé; j'indiquerai ensuite, avec la même scrupuleuse attention, toutes les circonstances dans lesquelles cette maladie, compliquée de symptômes trop formidables ou trop anciens, réclame impérieusement les conseils du médecin.

Quelques médecins ont pensé que les symptômes vénériens dont nous parlerons bientôt, étaient différens de ce qu'ils appellent la *vérole confirmée;* mais si l'on fait attention que les symptômes vénériens les plus légers en apparence, s'ils sont négligés, amènent toujours ce qu'ils appellent la *vérole confirmée*, on cessera de faire une fausse démarcation, et l'on conviendra avec moi que le moindre symptôme vénérien n'en est pas moins la *vérole*, quoiqu'il cède facilement aux moyens employés pour le combattre; et c'est particulièrement contre ces symptômes ou la syphilis commençante, que je vais indiquer les remèdes approuvés par l'expérience, toutefois cependant, après avoir mis le lecteur dans la possibilité de les administrer avec connaissance de cause.

Chancres ou *Ulcères vénériens.*

De tous les différens symptômes par lesquels s'annonce la syphilis, il n'y en a pas de plus commun que les chancres vénériens qui surviennent plus ou moins de tems après un coït impur, et affectent particulièrement le prépuce et la couronne du gland chez les hommes, le clitoris, l'intérieur des grandes et petites lèvres, et les caroncules myrtiformes, chez la femme.

Ils s'annoncent d'abord sous la forme de petits boutons rouges, durs et cuisans; bientôt ils viennent à suppurer et forment des ulcères rongeans dont les bords un peu élevés laissent apercevoir un fond de couleur blanche-grisâtre couenneuse, et légèrement déprimé, ce qui est un signe caractéristique de la nature de ces ulcères. Souvent les chancres sont sans douleur; mais quand ils s'enflamment, leurs bords deviennent rouges et même livides, le malade y ressent alors beaucoup de douleur. Dans ce cas, les matières qui en découlent sont fort âcres, d'une couleur sanieuse et fétide.

Du Bubon vénérien, ou Poulin.

Le bubon vénérien à l'aine survient quelquefois pendant un écoulement de blénorragie, comme nous l'avons dit; d'autres fois il est le résultat d'un coït impur non suivi d'écoulement. Mais le plus ordinairement il se manifeste quelque temps après l'aparition des chancres vénériens, surtout lorsque ces derniers sont très-douloureux.

Quoi qu'il en soit, le bubon est toujours annoncé par une petite douleur dans l'une ou dans les deux aines; et en examinant ces parties, on y trouve ordinairement une ou plusieurs petites glandes gonflées, sans changement de couleur à la peau; ces tu-

meurs, fort dures et douloureuses, gros-
sissent plus ou moins promptement, et
acquièrent en peu de jours le volume
d'un œuf de poule et même au - delà.
Les malades éprouvent, pendant son dé-
veloppement, plus ou moins de douleur,
et une difficulté de marcher toujours
proportionnée au volume de la tumeur
et à la douleur qu'elle fait éprouver.

Quelquefois aussi l'augmentation du
volume du bubon se fait très-promptement; d'autres fois, au contraire, sa
marche est beaucoup plus lente et moins
inflammatoire.

Des Cristallines.

Les cristallines sont des ampoules
plus ou moins transparentes, blanches
et remplies d'une sérosité roussâtre;
elles se forment souvent au bout du

prépuce dans le phimosis, et elles affectent le gland dans le paraphimosis. Ce symptôme arrive aussi aux femmes qui ont plusieurs chancres en même tems, et il est alors accompagné d'un gonflement très-douloureux dans les parties naturelles.

Des Poireaux.

Les poireaux vénériens sont de petites tumeurs d'une figure analogue à celles de la poire, dont les queues ou racines sont fort déliées et affectent ordinairement les organes de la génération : ils sont, comme toutes les autres végétations de cette nature, presque toujours des symptômes d'une syphilis ancienne.

Des Verrues vénériennes.

Les verrues ne diffèrent des poireaux que parce qu'elles ont la base large : elles sont semblables aux verrues ordinaires. On les appelle *condylomes* lorsqu'elles sont tout-à-fait plates.

Des Choux-fleurs.

Les choux-fleurs ne diffèrent des verrues que par rapport à la forme de la végétation, qui est encore plus remplie de sinuosités.

Des Crètes de coq.

On donne le nom de crètes de coq à ces excroissances de chair qui surviennent ordinairement aux organes de la génération de l'un et de l'autre sexe, dont la forme, par sa dentelure et son implantation, ressemble assez à l'objet qui sert de comparaison.

Des Excroissances vénériennes à l'anus.

Si le virus vénérien s'insinue dans les replis et dans les lacunes du sphincter de l'anus, souvent alors il se forme aux environs du fondement des excroissances indolentes, qui ne changent point à la vérité la couleur de la peau, et qu'on appelle ordinairement du nom de leur configuration, *crètes, mûres, figues,* etc., etc. ; d'autres fois, si le virus entame tout le contour de l'anus et y forme des crevasses, on les appelle *rhagades;* les unes sont molles et sujettes à s'abcéder et à devenir fistuleuses, tandis que celles qui sont dures dégénèrent facilement en carcinomes; si

6

on les irrite par les caustiques ou par tout autre moyen actif.

Taches vénériennes à la peau.

Les excroissances vénériennes à la surface du corps, et les taches vénériennes, comme symptômes d'une maladie ancienne et souvent mal soignée, doivent naturellement être renvoyées à l'article dans lequel je ferai la description de la syphilis invétérée, et où je démontrerai alors tous les accidens auxquels elle peut donner lieu ; mais avant d'en venir à ce point, je dois indiquer les remèdes à employer pour la guérison des différens symptômes vénériens que je viens de décrire.

Traitement de la Syphilis dans l'état de simplicité.

Il est généralement reconnu, par tous les praticiens instruits, que le symptôme vénérien de la plus petite apparence peut donner lieu, s'il est négligé, aux accidens les plus fâcheux et les plus funestes : il est de même généralement reconnu par tous les médecins, que le plus léger symptôme vénérien est un signe de syphilis, par la raison qu'il ne peut exister dans la nature d'effet sans cause. Mais aussi cette maladie peut être plus ou moins ancienne, et avoir produit plus ou moins de ravages qu'il sera plus ou moins difficile de combattre. Il est donc vrai de dire qu'une infection vérolique, par suite de coït impur, n'ayant produit que des symptômes primitifs, tels que ceux dont nous venons de parler, toutes choses égales d'ailleurs, cédera plus promptement aux moyens curatifs, dont l'action n'aura pas besoin d'être aussi prolongée que dans le traitement des symptômes consécutifs, résultat d'une ancienne infection. Cependant, comme dans l'une et l'autre circonstance le principe de la maladie est toujours le même, les mêmes remèdes doivent également convenir, sauf toutefois les modifications que réclament l'ancienneté, les ravages de la maladie, les différens âges et les différens sexes affectés.

Je crois donc avoir détruit, par le simple raisonnement, la mauvaise division que certains auteurs donnent des symptômes *vénériens* et de la *vérole* proprement dite. Et, en effet, une maladie ne

se fait connaître que par ses symptômes.
Et parce que tels signes annoncent que
la maladie est nouvelle, et que tel autre
annonce, au contraire, qu'elle est ancienne, est-ce une raison de faire, d'une
même maladie dont on divise les pé-
riodes, deux espèces différentes? je ne
le pense pas, puisque le même traitement, modifié selon les circonstances,
comme je l'ai dit plus haut, convient
également, et puisque, du reste, ils pro-
viennent de la même source et de la
même cause.

Quelques médecins, d'ailleurs très-
savans et très-instruits, pensent que l'on
peut sans crainte cautériser les premiers
symptômes vénériens qui se déclarent
après une cohabitation impure, parce
qu'ils regardent alors la maladie comme
locale, et qu'ils la croient dénaturée et

6.

anéantie par une application de ce genre ;
mais lorsque l'on réfléchit au peu de
succès de pareils moyens, qui souvent
sont suivis d'accidens encore plus fâcheux que ceux déjà survenus (ce que
l'observation et la pratique démontrent
journellement), ne doit-on pas rejeter
des moyens qui n'ont réussi peut - être
quelquefois, que parce que le chancre
cautérisé n'était pas vénérien? et dans
la supposition qu'il le fût réellement,
le peu d'exemples de guérisons pour-
raient-ils en balancer les inconvéniens?
Je ne le pense pas. C'est pour cette raison que, dans toutes les circonstances,
je conseille toujours d'avoir recours, le
plus promptement possible, aux moyens
que l'expérience a démontrés les plus
efficaces, parce qu'ils sont encore les
plus prompts et les plus sûrs.

Lors donc qu'un ou plusieurs chancres surviennent aux organes de la génération de l'un ou de l'autre sexe, après un coït impur, lorsqu'il n'y a pas trop d'inflammation, on pansera les chancres avec de la charpie un peu imbibée de cérat; on renouvellera ce pansement deux fois dans les vingt-quatre heures; mais s'il y avait beaucoup d'inflammation, le malade se baignera plusieurs fois le jour la verge dans une décoction tiède de guimauve; la femme pourra faire des fomentations avec un linge fin et la même décoction, et les réitérer aussi plusieurs fois dans la journée. Le plus tôt possible le malade se soumettra à un traitement interne anti-vénérien, car plus tôt il le commencera, plus tôt il sera guéri.

Il prendra matin et soir une pilule

selon notre ordonnance, une heure après,
une cuiller d'essence dépurative.

Il continuera ainsi tous les jours jusqu'à la fin du traitement, qui devra
durer un mois à six semaines. Il se purgera tous les huit jours, en prenant le
matin à jeun une once de sel de Sedlitz
dans trois verres d'eau, un toutes les
vingt minutes. Tous les six à huit jours
il prendra un bain domestique ; et malgré la disparition des chancres, il suivra son traitement en entier, et le termi-
nera en prenant le purgatif sus-indiqué.

Ce traitement, éminemment végétal, ne
réclame d'autre précaution que de vivre
sobrement ; il peut donc être fait en
vaquant à ses affaires ou même en
voyageant, puisqu'il n'est pas nécessaire de prendre des tisanes, comme
dans les autres traitemens tombés en

vétusté, et toujours plus ou moins nui-
sibles.

Pendant tout le tems nécessaire à sa
guérison, le malade devra s'abstenir de
communiquer avec l'autre sexe. Il se tien-
dra chaudement pendant l'hiver, etc.

Si, outre les chancres, il y avait encore complication de bubon à l'aine,
non seulement il faudrait se hâter d'administrer les remèdes intérieurs que je
viens de prescrire, mais il serait encore
indispensable de couvrir, dès le commencement, la partie douloureuse avec
un emplâtre fondant, de la grandeur
au moins de la paume de la main, toutes
fois après en avoir rasé les poils ; on le
laissera à demeure jusqu'après la cessation de la douleur ou la disparition de
la tumeur. Si, malgré cette précaution
et avant même qu'on puisse l'employer,

le bubon a déjà acquis un volume considérable, et si la douleur qu'il fait éprouver est très-forte, le repos le plus ab-
solu, des cataplasmes émolliens fais avec
une décoction de guimauve et la farine
de graine de lin, et renouvelés trois ou
quatre fois dans la journée, toujours à
une douce température, calmeront souvent les accidens inflammatoires, et
rendront la tumeur moins douloureuse.
Si au bout de quelques jours de l'usage
de ces moyens, le malade se trouve
beaucoup soulagé, on remplacera les
émolliens par les cataplasmes résolutifs
suivans : oignons de lis, trois ou quatre,
que l'on fera cuire sous de la cendre chau-
de, et que l'on écrasera bien ensuite pour
les faire entrer dans un cataplasme d'eau
ordinaire et de farine de graine de lin.
On aura soin de renouveler ces cata-

plasmes soir et matin jusqu'à parfaite guérison du symptôme local. Si enfin, malgré ces soins, la suppuration se manifeste, ce qui se reconnaît par l'augmentation des symptômes et la fluctuation, il est alors important au malade de se livrer aux soins d'un médecin, afin de faire ouvrir l'abcès, si le cas l'exige.

Si concurremment avec les chancres ou sans eux, il existe des *poireaux, verrues, choux-fleurs*, etc. c'est encore le même traitement à employer, les mêmes précautions à observer, avec cette modification cependant, que si les *poireaux, verrues*, etc. ne sont que d'un très-petit volume, et qu'après un mois de traitement, ils n'ont pas entièrement disparu, le malade les touchera alors tous les jours légèrement avec la pierre infernale; on mettra dessus un peu de

poudre de sabine et d'alun calciné, jusqu'à leur parfaite guérison. Pour ceux
qui sont trop volumineux et qui ne pourraient pas céder à ces moyens, il est
nécessaire que le malade vienne encore
réclamer les conseils et les soins d'un
chirurgien ou d'un médecin, qui en fera
l'excision si elle est nécessaire.

Dans le *phimosis*, le *paraphimosis* et
dans la *cristalline*, dont nous avons donné
plus haut la description, le malade ne
doit pas non plus se confier à ses propres lumières, pour les combattre, car
ce sont toujours des symptômes graves
qui pourraient devenir promptement fâcheux, et qu'on ne saurait trop tôt arrêter.

Lorsque des *chancres*, ou quelque
autre symptôme *vénérien*, sont accom-
pagnés de blénorragie, s'il n'y a pas beau-

coup de douleur, et si les progrès inflammatoires ne sont pas très-actifs, le
malade pourra également se guérir lui-
même des uns et de l'autrè, en faisant
coïncider les deux traitemens prescrits ;
en prenant, par exemple, la poudre
végétale grise matin et soir, et dans la
journée, une heure avant le dîner, deux
pilules et deux cuillerées d'essence dépurative dans demi-verre d'eau. En un mot,
il devra suivre exactement ce que j'ai
prescrit pour l'un et l'autre cas. Je n'ai
pas besoin non plus d'observer que cette
double ou triple complication est souvent suivie des accidens les plus graves,
et que, dans ces circonstances, outre
qu'il est très-difficile de bien juger
soi-même de l'état de sa santé, je
crois devoir avertir le malade que les
conseils d'un médecin peuvent seuls

le conduire à sa guérison certaine.

Tout ce que nous venons de dire jusqu'à présent se rapporte entièrement à la syphilis commençante. Nous avons aussi démontré qu'elle cède plus promptement et plus facilement aux remèdes conseillés pour la combattre, lorsqu'on les administre de bonne heure.

Examinons maintenant les phénomènes de la syphilis invétérée, dont les ravages, répandus sur presque tous les organes, ont plus ou moins altéré les solides et vicié les liquides.

De la Syphilis ou *Vérole invétérée*, chez l'un et l'autre sexe.

La syphilis est ancienne ou invétérée lorsqu'elle a plusieurs mois et plusieurs années d'existence, ce qu'il sera toujours facile de reconnaître quand les accidens ou symptômes vénériens dont nous avons parlé, ont constamment existé depuis leur apparition, ou qu'après la cessation de ces accidens, les malades éprouvent de nouveau quelques-uns des symptômes ci-après. Mais on aura aussi lieu d'en suspecter l'existence toutes les fois que des malades précédemment affectés de symptômes vénériens les auront négligés dans leur commencement, et lorsqu'ils auront été guéris à la hâte, ou traités par des remèdes externes répercutifs, tels que la cautérisation des chancres, etc. On peut encore être certain de la présence de ce virus dans les humeurs, quand, après avoir été guéri en apparence de ces accidens, le convalescent, sans s'être exposé à une rechute, voit reparaître des *chancres*, des *bubons*, des *poi-*

reaux, etc. comme aussi lorsque ces symptômes se manifestent long-tems après un commerce impur.

Quant aux véritables symptômes de la syphilis invétérée, ils varient si fort par leur nombre et leur nature, et d'ailleurs ils sont si équivoques chez les personnes dont l'infection et la parfaite guérison sont douteuses, que les médecins les plus habiles et les plus expérimentés dans le diagnostic de cette maladie, se font souvent scrupule d'en décider. Tant il est vrai de dire qu'aucune autre maladie ne demande plus de justesse dans la décision, plus de précautions dans les remèdes conseillés, et plus de savoir enfin de la part du médecin..

Outre les symptômes de la *syphilis* commençante, symptômes qui appartiennent aussi à la *vérole* invétérée, nous pouvons encore y ajouter les suivans comme lui étant particuliers, et comme signes certains de son ancienneté.

Ces signes se manifestent ordinairement par des taches d'un *jaune cuivreux* et plus ou moins brunes, sans élévation à la peau, et que l'on trouve soit à la poitrine, soit entre les épaules; par des *excroissances* sur toutes les parties du corps, de la forme de petites pommes de terre, dont j'ai concentré une dixaine d'exemples dans ma pratique; plus particulièrement encore par une gale sèche, dont les croûtes sont jaunes, et sous lesquelles on remarque de petits tubercules ronds et durs. Ces pustules affectent principalement la commissure des lèvres, la poitrine, le nez, le front, les tempes, le derrière des oreilles, et la partie chevelue de la tête. Les personnes infectées sont encore sujettes à des maux de tête presque permanens, à des douleurs profondes dans les bras et dans les jambes, douleurs qui se renouvellent et redoublent lorsque le corps est échauffé par la chaleur du lit. Certains malades éprouvent un mal de gorge continu qui rend la déglutition plus ou moins difficile ; et quand on examine leur gorge, on trouve la *luette*, les glandes *amygdales* ou le voile du palais, affectés *d'ulcères* recouverts d'une matière jaunâtre et épaisse. A mesure que la *vérole* fait des progrès, ces *ulcères* se multiplient, les os du palais du nez se carient et même les dents sont ébranlées dans leurs alvéoles et tombent ; les gencives sont remplies *d'ulcères*, et quand le virus pénètre dans les os, les malades éprouvent pen-

dant la nuit des douleurs vives et inquié-
tantes, particulièrement dans les os des
bras et des jambes, dont les extrémités
se tuméfient quelquefois au point que
les mouvemens des articulations ne se
font plus, ou sont fort gênés. Le crâne,
dont les os sont les plus extérieurs, et
par conséquent le moins recouverts de
parties molles, est affecté *d'exostoses*
qui sont des tumeurs dures et saillantes :
les glandes du col, des aisselles, s'ob-
struent et s'ulcèrent ensuite ; les malades
sont aussi sujets à des *ophtalmies* et autres indispositions que les remèdes ordinaires ne guérissent point.

La *syphilis* ancienne et invétérée est un
mal qui, en altérant toutes les fonctions
animales, attaque le principe de la vie
et produit une infinité de symptômes des
plus fâcheux. Les personnes infectées

sont sujettes aux affections paralytiques, spasmodiques, hypocondriaques; elle conduit à *l'éthysie,* à la *pulmonie;* elle expose le malade à prendre tous les maux auxquels il était disposé avant que l'infection l'eût atteint.

Si les symptômes que je viens d'énoncer, plus ou moins réunis, font preuve de la vérole chez les personnes dont l'infection est avérée, ces accidens isolés, sans autre certitude d'infection, rendent en échange, l'existence de la vérole moins certaine; car il n'y a que la réuniou de plusieurs d'entr'eux qui puisse rendre l'infection plus ou moins positive. On peut cependant conclure pour l'affirmative, lorsque, après avoir mis en usage et sans effet, les remèdes pour combattre ces accidens, ils ont sensiblement diminué par l'emploi des moyens administrés contre la syphilis. Uue autre preuve, également triste, et concluante, pour constater la syphilis chez les pères et mères, sont des avortons couverts de pustules et d'ulcères, des enfans mal constitués, languissans dès qu'ils voient le jour, ou qui, après avoir paru sains, deviennent scrofuleux, et prennent des maladies cutanées qui prouvent le vice des humeurs qu'ils ont apporté en venant au monde. Au reste, le degré de *la syphilis* se reconnaît par le nombre des symptômes qui se rencontrent à la fois.

Quand le virus n'a pas encore attaqué les os, et que les accidens dans les parties molles sont en petit nombre ou peu considérable, le malade pourra espérer une guérison plus prompte; mais, dans tous les cas, il est essentiel qu'il se fasse diriger dans le traitement par un médecin instruit, afin de se mettre à l'abri de toute rechute , seul moyen d'éviter des accidens sans nombre.

Affections vénériennes de la bouche.

Lorsque, par suite de baisers impurs, il survient à la bouche ou à la langue des ulcères vénériens, ce que l'on reconnaîtra toujours facilement par la description que j'en ai faite en parlant des ulcères vénériens des organes de la génération, le malade suivra le traitement que j'ai prescrit contre la syphilis commençante, et il sera sûr de se guérir radicalement, s'il suit la règle que je lui conseille.

Maladies vénériennes des nouveaux-nés.

Quant aux affections vénériennes des

enfans nouveaux-nés, et même des enfans de quelques années, un médecin
pourra seul modifier le traitement qui
convient à cet âge.

Je termine ici ce que j'avais à dire
sur un sujet d'une aussi terrible impor-
tance, bien convaincu que si le lecteur
est jaloux de rétablir sa santé, altérée
dans ses principes par un vice aussi des-
tructeur que le vice vénérien, il réflé-
chira mûrement à ce que je viens d'é-
crire, et en suivant les impulsions que
lui dicte sa raison, sa santé ne sera pas
compromise.

Mais avant de terminer ce que j'avais
à dire sur la syphilis, je crois qu'il ne
sera pas inutile de dire aussi un mot sur
les propriétés anti-vénériennes de l'essence dépurative, dont j'ai donné depuis
long-tems la formule.

Essence dépurative.

Bien que ce médicament, dont j'ai constaté depuis plus de vingt ans, par de nombreux succès, les bons et les heureux effets dans un très-grand nombre de cas d'affection vénérienne dégénérée et compliquée de dartres, ne soit pas un secret, je croirais cependant négliger un point essentiel si je ne rappelais ici que la véritable essence dépurative selon ma recette, a l'avantage de réunir, sous peu de volume, toutes les propriétés des autres sirops dépuratifs, essences et robs, et que, de plus, elle a des vertus qui lui sont propres, et que j'ai constatées par l'expérience, telles que de calmer en peu de tems les douleurs ostéocopes et de combattre la syphilis jusque dans ses derniers retranchemens, sous quelque forme qu'elle se présente, compliquée ou non avec les dartres et le scrophule. Il suffit d'en continuer l'usage pendant un peu plus ou un peu moins de tems, selon les cas, pour obtenir une guérison parfaite.

L'on conçoit donc qu'un médicament dans lequel réside des propriétés si éminemment utiles, mérite bien de trouver une place dans le tableau de la maladie contre laquelle il a le plus d'action. Mais il suffira de dire ici que cette essence, prise soir et matin, comme j'ai l'habitude de la conseiller, à la dose d'une à deux cuillerées à bouche, dans un verre d'eau, et continuée pendant deux à trois mois, plus ou moins, selon la gravité du cas, guérit sûrement et complètement la syphilis dégénérée, sans qu'il soit besoin d'avoir recours à d'autres moyens.

DEUXIEME TABLEAU.

DES DARTRES EN GÉNÉRAL.

LES maladies de la peau connues sous le nom de *dartres*, sont une véritable altération dans nos fluides; il y a donc alors vice grave dans nos humeurs, quelle que soit la cause primitive qui opère ce changement maladif. Peu importe que cette cause soit héréditaire, qu'elle soit le résultat des écarts dans le régime ou bien la suite de maladies *vénériennes* ou autres : toujours est-il que la maladie a ses caractères particuliers et qu'elle réclame un traitement énergique et approprié, selon le cas; comme il existe différentes espèces de dartres, nous allons successivement les passer en revue.

Dartre milliaire.

Lorsqu'elle paraît sur une partie du corps, elle se présente sous la forme d'un amas de vésicules condensées, avec un cercle rouge autour des vésicules, qui se crèvent et se dessèchent bientôt et tombent en petites écailles furfuracées; la peau reste un peu rouge au-dessous pendant quelques jours; cette espèce de dartre est accompagnée de démangeaisons très-incommodes; elle passe facilement, mais elle revient de même.

Dartres croûteuses, avec pustules.

Ces dartres se manifestent par des pustules plus ou moins étendues, qui suppurent ensuite et se couvrent de croûtes écailleuses; souvent aussi les écailles sont entremêlées de gersures à la peau.

Dartre farineuse.

Cette dartre s'attache plus ordinairement au visage, aux mains, à la tête, que sur les autres parties du corps; il se forme sur les parties qui en sont affectées, de petites écailles qui tombent et se renouvellent très-promptement; elles sont blanches, en forme de son; il n'y a ni suintement ni ulcération, la démangeaison n'est pas non plus très-forte.

Dartres rongeantes.

Ces dartres sont, sans contredit, les plus graves de toutes; car elles attaquent indistinctement toutes les parties du corps, qu'elles rongent et dévorent en quelque sorte; si elles ont leur siége au visage, on a vu souvent le nez, les yeux, les lèvres *mangés* jusque dans les os; il découle des parties qui en sont atteintes une matière âcre, puante, et qui corrode toutes les parties qu'elle touche.

Il est bien constant que la dartre rongeante est la plus grave de toutes; mais aussi, toutes les autres espèces pourraient dégénérer en dartre rongeante si elles étaient mal soignées ou négligées de la part des malades; sous tous les rapports, il est donc de la plus grande nécessité de ne jamais négliger ces sortes d'affections; il faut, au contraire, les combattre par les moyens aussi simples que faciles à suivre, que nous allons indiquer.

Traitement curatif et radical des Dartres.

Les expériences que nous avons réitérées avec les plus grands succès pendant plus de vingt années, nous ont appris à mieux connaître qu'on ne l'avait fait jusqu'à nous, le mode de traitement qui convient le mieux aux affections dartreuses ; aussi, pénétré de cette grande vérité, que ces maladies sont une détérioration bien marquée dans le principe des humeurs, c'est à les rendre dans leur état primitif et naturel, que doit tendre toute bonne médication contre les dartres, seul moyen de réussir et de guérir radicalement. Quelle que soit la nature de la dartre, farineuse, furfuracée, rongeante, etc. j'emploie toujours le même mode de médication, parce qu'un seul m'a toujours bien réussi ; toutefois, il y a des modifications à apporter en raison de l'ancienneté de la maladie, de sa gravité, de l'âge et du sexe des personnes qui en sont atteintes.

Je dirai plus, quand même la dartre aurait pour cause un principe vénérien, elle n'en cèderait que plus facilement encore à notre médication, toute *dépurative*, toute *végétale*.

Lorsque les dartres sont simples et peu anciennes, le malade prendra chaque jour, matin et soir, une forte cuillerée à bouche de notre essence *caryophille*, délayée dans demi-verre d'eau; tous les huit à dix jours il se purgera en prenant le matin à jeun, et de vingt minutes en vingt minutes, un verre d'eau, dans trois desquels on aura fait dissoudre auparavant une once de notre poudre purative, fondante et dépurative; il déjeû-

nera une heure après le dernier verre. Il
continuera ainsi, jusqu'à parfaite guérison, même quinze à vingt jours de plus,
afin d'être très-sûr du succès.

Si, au contraire, les dartres sont anciennes et invétérées, le même traitement leur convient ; mais il faut augmenter la dose de l'essence *caryophille ;* et,
au lieu d'une cuillerée à bouche, en prendre deux à chaque fois, et même trois
fois par jour, selon la gravité de la
maladie.

Si la dartre est rongeante, outre le
traitement interne, il faut appliquer sur
la partie ulcérée, des plumasseaux recouverts de cérat sulfuré, et la baigner
deux fois par jour avec la décoction
tiède de tête de pavots et de guimauve ;
dans ces cas graves, il faut continuer
le traitement pendant trois mois a

moins, afin d'obtenir un entier succès.

Dans le cas de dartres vénériennes, même traitement que dans le second cas, seulement y ajouter quelques bains de tems en tems.

TROISIEME TABLEAU.

GALE.

On reconnaît *deux espèces de gales,* qui diffèrent par des caractères qui sont propres à chacune d'elles en particulier; l'une est une gale nouvelle, qui se reconnaît par une éruption de petits boutons ou pustules remplies de sérosité roussâtre; ces boutons, d'abord peu nombreux, le deviennent ensuite beaucoup; ils surviennent d'abord entre les doigts, au dos des mains, pour de-là se propager sur toutes les parties du corps; la démangeaison est toujours beaucoup plus forte le soir et la nuit que pendant le reste du jour.

Dans ces gales simples et qui n'existent

que depuis peu de tems, je fais usage d'une pommade *anti-herpitique*, qui guérit ordinairement en peu de jours; il suffit seulement de prendre quelques bains, et, pour plus de précautions, de se purger ensuite.

Gale ancienne et dégénérée.

Mais lorsque le malade a négligé de se soigner en tems utile ou qu'il s'est mal soigné, il arrive alors que la gale disparaît pour quelque tems; plus tard il survient des abcès, des douleurs vagues; il éprouve également des démangeaisons générales; le corps se couvre en partie de petits boutons rougeâtres plus ou moins rapprochés, le malade est languissant; enfin, le principe d'une gale dégénérée le tourmente et menace sa santé sous tous les rapports.

Comme il existe alors acrimonie générale dans les humeurs, c'est particulièrement là qu'il faut apporter le remède; aussi je fais usage, en pareil cas, de l'essence *caryophille*, à la dose de trois cuillerées à bouche chaque jour, une le matin, une dans la journée et la troisième le soir; je les fais prendre ordinairement dans un demi-verre d'eau; je purge le malade tous les huit à dix jours, et en très-peu de tems les boutons, les douleurs et autres symptômes disparaissent, et la santé revient à son état primitif.

QUATRIEME TABLEAU.

FLEURS BLANCHES CHEZ LES FEMMES.

Les *fleurs blanches* sont une affection extrêmement commune chez les femmes qui habitent les grandes villes, et comme cette maladie négligée entraîne très-souvent chez elles des maladies extrêmement graves, telles que les cancers de la matrice, les obstructions, auxquelles il faut ajouter les pertes d'appétit, les maux d'estomac les plus intenses, le marasme et la consomption.

Les symptômes sont : une langueur, jointe à une pâleur générale ; il y a sentiment de tiraillement dans l'estomac,

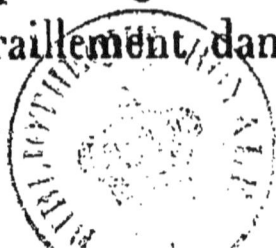

9

resserrement à la matrice, perte d'appétit, tristesse, dispositions à la paresse, lenteur dans tous les mouvemens, douleurs de ventre, et de plus, il y a un écoulement d'un liquide séreux et limpide, d'autres fois jaunâtre ou verdâtre, et plus ou moins âcre, déterminant quelquefois des cuissons ou des démangeaisons très-incommodes.

Ses causes sont un état de faiblesse dans les organes digestifs, une sensibilité morale trop vive et trop exaltée, chagrins prolongés, usage du mariage immodéré ou trop tôt, jouissance solitaire, fausses couches, etc.

Le traitement qui convient le mieux dans les *fleurs blanches*, outre les injections locales et toniques, telles que l'infusion de sureau et mieux encore de feuilles de noyer, avec partie égale de vin rouge, lorsqu'il y a relàchement des organes de la génération, sont les moyens intérieurs propres à faciliter la libre circulation des humeurs et à ramener l'équilibre dans les foctions; ces moyens, nous les trouvons dans les propriétés de l'essence *caryophille*, administrée contre les *fleurs blanches*. Quelle que soit leur gravité et leur ancienneté, on est bien sûr d'obtenir un résultat favorable; seulement, en raison de l'ancienneté de la maladie, la dose doit être plus ou moins forte, voilà tout.

Dans les cas les plus simples, une cuillerée soir et matin, prise dans demi-verre d'eau pure ou bien dans même quantité d'infusion de fleurs de tilleul, ou de feuilles d'oranger, selon le goût de la malade; on peut porter la dose jusqu'à quatre cuillerées par jour, prises en deux fois, mais il faut continuer sans interruption jusqu'à parfaite guérison. Un régime doux et régulier doit être observé pendant tout ce tems.

CINQUIEME TABLEAU.

SCROFULES, ÉCROUELLES, TUMEURS BLANCHES, HUMEURS FROIDES, etc.

TOUS ces noms différens indiquent cependant la même maladie, et cela parce que l'on confond souvent différens degrés de la même affection, que l'on prend alors pour des maladies différentes.

Comme les maladies de la peau, les scrofules reconnaissent aussi pour cause un vice dans les humeurs. Au surplus, voilà les symptômes qui font reconnaître cette maladie dès le commencement qu'elle se manifeste : il survient un engorgement et une induration des glandes du cou et de la tête, sans

9.

aucun changement de couleur à la peau ;
il y a état de malaise sans qu'il y ait
fièvre, seulement il y a de la faiblesse.
Dès la seconde période les tumeurs
glanduleuses se ramolissent et deviennent douloureuses ; alors il y a chaleur
et rougeur de la peau qui les recouvre ;
quelquefois, dans cette période, la réso-
lution des glandes s'opère, si un traitement convenable ou un effort de la nature
ont lieu ; mais le plus souvent il survient des abcès qui se percent d'eux-
mêmes, mais après bien du tems. Plus
tard, ces abcès dégénèrent en ulcères
fongeux, et les plaies deviennent très-
difformes ; la fièvre lente et la mort sont
très-souvent la suite fàcheuse de ces
maladies.

Quant au *traitement*, il y a deux
choses sur lesquelles on doit particu-

lièrement compter; la première, ce sont
les secours d'un bon régime, tels que les
viandes rôties, le bon vin étendu d'eau
pendant les repas, l'exercice, soit à pied,
soit en voiture, l'habitation dans un lieu
sain et bien aéré; viennent ensuite les
moyens médicaux. Dans les cas les plus
ordinaires nous donnons encore la préférence à l'essence caryophille, qui,
administrée à la dose de deux à trois
cuillerées à bouche chaque jour, le matin,
au milieu de la journée et le soir, chaque
cuillerée prise dans une demi-tasse de
tisane de houblon; ce médicament produit toujours de très-bons résultats pour
obtenir la guérison.

Mais lorsque la maladie est très-an-
cienne, que déjà il y a carie des os ou
gonflement des articulations, il faut
joindre à l'usage de l'essence caryophille,

la teinture iodurée, que l'on prend en même tems que cette essence, à la dose d'abord de deux à trois gouttes matin et soir, et que l'on augmente ensuite progressivement, jusqu'à cinq à six gouttes, également matin et soir.

Pendant ce traitement, qui doit être interrompue de tems en tems (tout les douze à quinze jours, par exemple), il faut purger le malade ce jour-là, en lui faisant prendre la poudre purgative que nous avons l'habitude de donner dans les affections humorales.

Dans le cas de gonflement des articulations ou des glandes seulement, on peut, avec avantage, frictionner matin et soir la partie affectée avec un peu de pommade d'hydriodate de potasse.

Au surplus, quoique ces maladies soient en général bien graves, les découvertes modernes en thérapeutique, ont prouvé que l'on peut parfaitement bien les guérir radicalement; aussi *l'institut* vient-il d'accorder le grand prix de SIX MILLE FRANCS pour la méthode à laquelle nous avons donné depuis longtems la préférence.

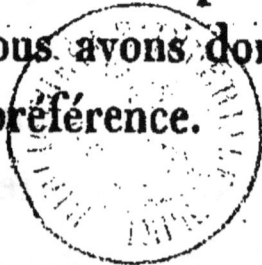

FIN.

TABLE DES MATIÈRES.

FIN DE LA TABLE DES MATIÈRES.

IMPRIMERIE DE KLEFER, A VERSAILLES.

www.ingramcontent.com/pod-product-compliance
Lightning Source LLC
Chambersburg PA
CBHW071450200326
41519CB00019B/5686